Chorées Latentes

CHEZ L'ENFANT

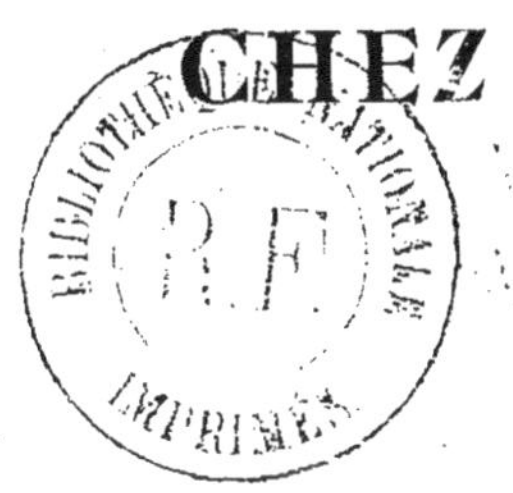

PAR LE

Dr Lucien MOSNIER

ANCIEN EXTERNE DES HOPITAUX DE LYON
EX-INTERNE SUPPLÉANT DES HOPITAUX DE LYON
EX-INTERNE DES HOPITAUX ET DE LA MATERNITÉ DE SAINT-ÉTIENNE

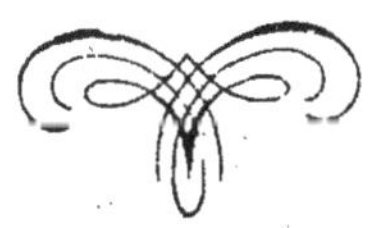

LYON
ASSOCIATION TYPOGRAPHIQUE
Rue de la Barre, 12. — F. PLAN, directeur.

1907

CHORÉES LATENTES

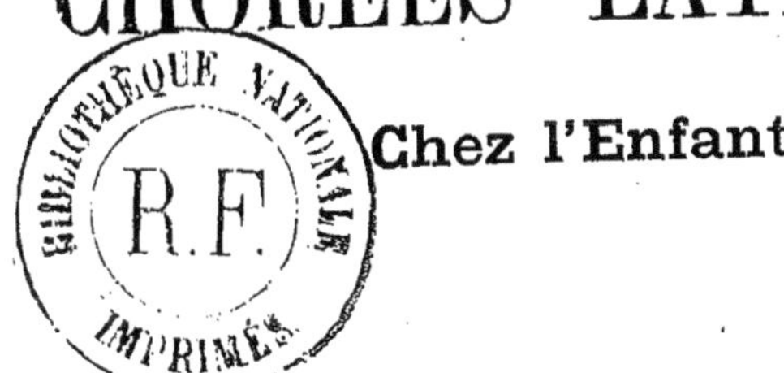

Chez l'Enfant

Chorées Latentes

CHEZ L'ENFANT

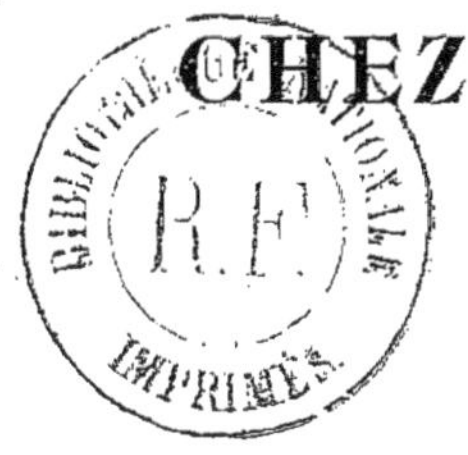

PAR LE

Dr Lucien MOSNIER

ANCIEN EXTERNE DES HOPITAUX DE LYON
EX-INTERNE SUPPLÉANT DES HOPITAUX DE LYON
EX-INTERNE DES HOPITAUX ET DE LA MATERNITÉ DE SAINT-ÉTIENNE

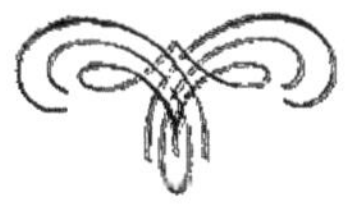

LYON
ASSOCIATION TYPOGRAPHIQUE
Rue de la Barre, 12. — F. PLAN, directeur.

1907

A LA MÉMOIRE DE MON PÈRE

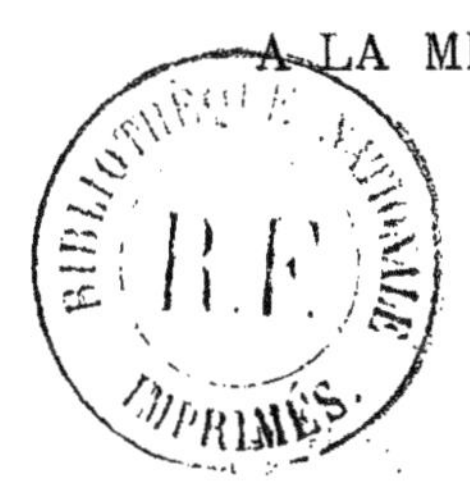

A MA MÈRE

A MON BEAU-FRÈRE ET A MA SŒUR

A MES PARENTS

A MES AMIS

A Monsieur le Professeur WEILL

Professeur de clinique médicale infantile

Qui a bien voulu nous inspirer cette thèse et nous faire l'honneur de la présider

A MES MAITRES DANS LES HOPITAUX

Hommage de respectueuse reconnaissance

EXTERNAT ET SUPPLÉANCES D'INTERNAT DE LYON

M. le Professeur Maurice POLLOSSON, chirurgien-major de l'Hôtel-Dieu.

M. le Docteur ROCHET, professeur agrégé, chirurgien-major de l'Antiquaille.

M. le Docteur ROQUE, professeur agrégé, médecin de l'Hôtel-Dieu.

M. le Docteur MOUISSET, médecin de l'Hôtel-Dieu.

M. le Docteur BRET, médecin des Hôpitaux.

M. le Docteur BARJON, médecin des Hôpitaux.

M. le Docteur P. COURMONT, professeur agrégé, médecin des Hôpitaux.

M. le Docteur DURAND, professeur agrégé, chirurgien des Hôpitaux.

INTERNAT DES HÔPITAUX DE SAINT-ETIENNE

MM. les Docteurs CÉNAS, médecin des Hôpitaux.
ROUX, médecin des Hôpitaux.
MONTAGNON, médecin des Hôpitaux.
DESCOS, médecin des Hôpitaux.
BLANC, chirurgien des Hôpitaux.
MARTEL, chirurgien des Hôpitaux.

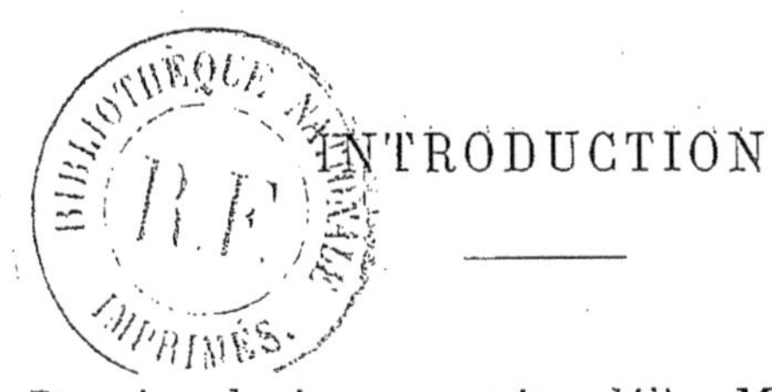

INTRODUCTION

Depuis plusieurs années déjà, M. le Professeur Weill avait remarqué, à sa consultation de la Charité, qu'un certain nombre d'enfants présentaient quelques ébauches de mouvements que l'on aurait pris pour des tics à première vue, mais que l'on doit en réalité rattacher à la chorée. Il a bien voulu attirer notre attention sur ces petits malades et nous inspirer le sujet de notre thèse, ce dont nous lui sommes profondément reconnaissant. Nous avons trouvé dans le service de la clinique infantile un certain nombre d'observations où nous les trouvons relaté et que nous publions dans notre travail.

Ces mouvements ébauchés sont assez fréquents chez les petits nerveux ; parfois ils passent inaperçus et c'est à propos d'une autre maladie, rhumatisme, rougeole, etc., qu'on arrive à les découvrir. Ils se traduisent soit par quelques clignements des paupières, soit simplement par quelques petits mouvements de la langue, soit encore par quelques légers haussements d'épaule.

Nous nous sommes demandé dans ce travail si certains facteurs n'avaient pas un rôle prépondérant dans l'étiologie de ces chorées latentes. Un second point que nous avons essayé d'éclaircir dans ce travail, c'est leur évolution et leur pronostic.

Qu'il nous soit permis de remercier ici M. le Docteur Montagnon, médecin des Hôpitaux de Saint-Etienne, qui a bien voulu nous signaler quelques cas de chorée latente chez des enfants qui étaient entrés dans son service pour du rhumatisme ou de la rougeole et que nous avons pu suivre pendant leur séjour à l'Hôpital.

Nous remercions également M. le Docteur Lannois, médecin des Hôpitaux, pour l'empressement qu'il a mis à nous communiquer ses observations.

RECHERCHES CLINIQUES

Antécédents héréditaires et personnels

Les chorées latentes ont été décrites incidemment dans un certain nombre d'ouvrages, mais les auteurs ont surtout insisté sur leur évolution, laissant dans l'ombre leur étiologie.

Barthès et Sanné, dans leur traité sur les maladies de l'enfance, signalent cette forme latente et se demandent quelle en est sa cause ; ils attribuent un rôle important au sexe et sont arrivés à cette conclusion : « les deux points extrêmes d'intensité appartiennent au sexe féminin et le milieu revient au sexe masculin » en d'autres termes les chorées légères sont proportionnellement plus communes chez les filles.

Charles West, dans son traité sur les maladies de l'enfance, soutient un avis contraire ; il prétend que cette forme est plus fréquente chez les garçons, il a surtout trouvé ses malades dans le milieu riche, et il incrimine comme cause une irritation passagère du système nerveux et souvent une fatigue d'esprit dûe à ce que l'enfant désire faire des progrès.

En passant en revue les différentes observations qui sont renfermées dans notre travail, nous nous sommes demandé si certains facteurs n'intervenaient pas dans l'évolution de cette maladie.

Notre attention a été attirée sur les antécédents héréditaires qui sont relativement chargés.

Dans presque toutes nos observations, nous avons enregistré du nervosisme du côté du père et surtout de la mère, se traduisant soit par un caractère simplement irritable, soit bien plus rarement par des affections similaires.

Observation I. La mère eut une atteinte de chorée à 10 ans.

Observation VII. Mère assez bien portante serait sujette aux migraines; grand-père, mort à 66 ans, tremblait depuis longtemps; une tante paralysée; une sœur morte à 19 ans prenait des crises tous les jours à la suite d'une frayeur.

Observation XVII. La mère présentait quelques mouvements choréiques à l'âge de 16 ans.

Nous relevons assez fréquemment l'alcoolisme : Observations 1, 6, 10, 14, 15, 16, 18.

Le rhumatisme et la tuberculose occupent également une place importante dans les antécédents.

Observation IV. Père aurait eu du rhumatisme autrefois, mère atteinte de pleurésie, de bronchite et de tumeur blanche du poignet.

Observation V. Père eut deux atteintes de rhumatisme. Pendant quatre ans, la mère eut des atteintes successives de rhumatisme.

Les n°s 7, 8, 9, 10 nous présentent des exemples analogues.

Du côté du petit malade, nous enregistrons un caractère irritable souvent signalé par les parents. Observations 2, 5, 7, 15, 16, 17.

Nous trouvons le rhumatisme dans les antécédents personnels de 6 de nos malades.

Observation I. A 5 ans, il se plaignit de quelques douleurs dans les articulations des deux genoux.

Observation V. Le petit malade avait ressenti deux fois quelques douleurs peu vives au niveau des genoux et le médecin pensait à des douleurs de croissance.

Observation VI. Rhumatisme à 6 ans qui dura un mois.

Observation VIII. A l'âge de 4 ans, le petit malade eut une atteinte de rhumatisme.

Observation XII. L'enfant eut une atteinte de rhumatisme l'année qui précéda sa chorée.

Observation XIV. Rhumatisme à 5 ans.

De l'étude de nos observations, il résulte donc que les chorées latentes se rencontrent surtout chez des enfants dont les antécédents héréditaires ou personnels sont très chargés au point de vue nerveux, rhumatisme, alcoolisme ou tuberculose.

Signes cliniques

Barthès et Sanné, dans leur traité sur les maladies de l'enfance, signalent certaines chorées qui se traduisent uniquement par du bégayement survenu brusquement. Ils citent le cas de Danmartin qui a rapporté l'observation d'une fillette de 13 ans, qui devint bègue tout-à-coup, la maladie disparut au bout de 12 jours.

Nilfilatow, dans son traité de diagnostic et séméiologie des maladies de l'enfance, s'exprime ainsi au sujet des chorées latentes : « Il y a des cas très légers où toute la maladie se réduit à une sorte d'agitation musculaire, le malade est incapable de rester au repos pendant longtemps dans une même position, tantôt les mains se fléchissent et s'étendent, tantôt il soulève l'épaule, tantôt des grimaces apparaissent : il est facile de constater l'incohérence des mouvements en provoquant certains mouvements déterminés, tels qu'étendre la main, par exemple. Quand ces spasmes musculaires se rapportent à la période initiale de la chorée, en peu de temps, en deux semaines environ, les troubles de la coordination doivent apparaître sur d'autres régions du corps. Si le spasme local survient en qualité d'affection idiopathique, il peut persister pendant des semaines et des mois.

Haen a vu les mouvements choréiques limités à la jambe gauche chez un enfant de 14 ans ; Thiermann au bras gauche. Plus récemment Starres a observé dans le service du Dr Wood à Philadelphie une chorée limitée à la jambe qui était animée de très légers mouvements. Concato a vu chez une fille de 14 ans, rhumatisante, des contractions irrégulières et intermittentes du long peronier latéral, il croit qu'il s'agissait d'une chorée isolée dans ce muscle.

Charles West, dans son traité sur les maladies de l'enfance décrit également une forme latente; il s'exprime ainsi : « Dans quelques cas, l'affection ne dépasse jamais les proportions d'une affection bénigne, l'impossibilité de tenir solidement un objet à la main, d'empêcher dans l'un ou les deux bras tout mouvement passager de contraction involontaire, avec une légère distorsion momentanée des muscles de la face, ou un mouvement spasmodique de la tête sont tout ce qu'il y a d'apparent.

Il y a des formes qui consistent dans des clignements des yeux, des grimaces, des contractions des muscles de la face ou du cou, une démarche gauche ou des gestes maladroits qui donnent parfois quelques inquiétudes aux parents et qu'il est mieux de laisser passer inaperçus.

Leroux dans le traité des maladies de l'enfance de Comby et Grancher décrit également une forme latente qui consiste en quelques grimaces, quelques mouvements des doigts si peu intenses que les enfants continuent à aller à l'école.

Il décrit également la forme de chorée chronique partielle; la maladie en s'atténuant se localise et se transforme en tics convulsifs, c'est-à-dire en spasmes intermittents, brusques, sur lesquels la volonté n'a pas d'autorité ; ces spasmes sont séparés par des intervalles de repos absolu, ils sont toujours identiques à eux-êmes, tics des paupières, tic cervico-dorsal, mais s'il y a analogie de forme, il n'y a pas analogie de marche, le tic de la chorée peut durer plusieurs mois d'après nos observations ; la guérison se produit toujours après un temps plus ou moins long ; le tic convulsif vrai au contraire ne guérit jamais.

Georges Guinon s'occupe également de cette forme légère, ou de ces vieux restes de chorée dans un article de la *Gazette des Hôpitaux* n° 115, année 1887. La chorée se borne parfois à quelques légers trésaillements des muscles des bras et en particulier des doigts, les malades sont gênés pour écrire, ils laissent échapper leur plume qu'ils ont entre les mains. Quand ce sont de vieux restes de chorée, ils sont en général absolument limités aux muscles de la face ;ces grimaces ne sont nullement caractéristiques par elles-mêmes, et elles ressemblent à s'y méprendre à celles qu'exécutent les malades atteints de tics convulsifs, aussi n'est-ce pas uniquement d'après leur caractère objectif que l'on pourra diagnostiquer leur nature, mais surtout et quelquefois uniquement d'après leur évolution, car les grimaces, vieux restes de chorée quoique souvent très tenaces finissent toujours par disparaître.

Enfin nous signalerons ce que dit à ce sujet M. le Prof. Weill dans la dernière édition de son précis de médecine infantile : « La chorée peut-être légère, l'enfant est simplement grimacier et bougon, il change de caractère et devient indiscipliné.

Cherchant à apporter notre contribution à cette question, nous avons analysé nos différentes observations. Les premiers symptômes qui attirèrent notre attention furent les petits mouvements, ils sont très peu prononcés, ce sont des ébauches ; tantôt ils sont localisés à la face : c'est le clignement léger des paupières.

Observation XII. A la face on constate un peu de clignotement des paupières.

Même remarque pour les observations I. IV. V.

Les mouvements de la bouche semblent plus fréquents : ils se traduisent soit par la projection de la langue au dehors de la cavité buccale, soit par quelques torsions des commissures labiales, soit même par quelques secousses du voile du palais.

Observation I. L'enfant présente quelques mouvements de clignement des paupières, et de projection de lèvres.

Observation V. A son entrée dans le service, l'enfant ne bouge presque pas, à peine quelques légères secousses de la tête ; si on fait tirer la langue du petit malade, on enregistre quelques mouvements que fait cet organe comme pour lécher les lèvres.

Observation XI. On constate quelques mouvements de projection de la langue au dehors de la bouche.

Observation XII. A la face on constate un peu

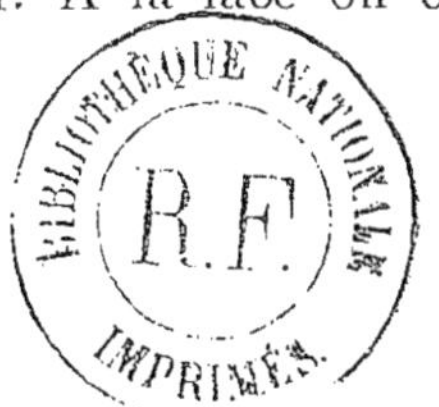

de clignotement des paupières et quelques mouvements de projection des lèvres en avant.

Observation XVIII. Le petit malade présentait un peu de déviation de la commissure labiale et quelques petits mouvements du voile du palais.

Si les spasmes atteignent la musculature latérale du cou, on voit des ébauches de dénégation.

Pour le membre supérieur, la variété est moins grande, le geste le plus fréquent, c'est une ébauche de resserement du bras vers le tronc, ou un léger haussement d'épaule. Quelquefois, les troubles moteurs résident uniquement dans une légère flexion des doigts sur la paume de la main.

Observation II. L'enfant est très énervé, il aime à changer de place et présente seulement quelques mouvements des doigts.

Observation XVIII. On constate que les mouvements sont très fugaces, presque uniquement localisés à droite, quelques rares haussements d'épaule, léger mouvement de flexion des doigts.

Les mouvements des membres inférieurs sont très rares; ils se traduisent surtout par une certaine instabilité du petit sujet.

Le caractère essentiel de tous ces mouvements est d'être peu marqué, incoordonné, et arythmique. Quelquefois ils passent inaperçus aux yeux des parents, d'autrefois l'attention de ces derniers est attirée par une atteinte grave de chorée qui les a précédé ; quand des parents plus observateurs les remarquent, ils pensent que leur enfant est atteint de tics.

Au point de vue psychique, nous avons enregistré dans presque toutes nos observations un tempérament très nerveux, l'enfant a de l'inattention, de l'affaiblissement, l'obtusion, et même une diminution de la mémoire, facultés qui reparaissent avec la guérison. Au moral le choréique latent devient indifférent, irascible, grognon et bougon.

Dans nos observations, nous n'avons pas enregistré de troubles de la sensibilité.

Evolution et pronostic des chorées latentes

Barthès et Sanné dans leur traité sur les maladies de l'enfance prétendent qu'une chorée faible, si légère qu'elle soit, peut durer un an. Ils citent le cas d'un garçon de 15 ans atteint d'une chorée qui lui permettait de marcher, de parler et d'avaler facilement ; au bout d'une dizaine de mois, les membres supérieurs restaient seuls un peu agités; mais cet état se maintint, et à la fin du treizième mois, il ne s'était pas modifié favorablement, il s'était plutôt aggravé.

Nilfilatow dans son traité de diagnostic et séméiologie des maladies de l'enfance s'exprime ainsi sur le diagnostic de ces formes légères: « Si le spasme local survient en qualité d'affection idiopathique, il peut persister des semaines et des mois.

Elliotson, dans le dictionnaire de médecine en 30 volumes 1834, émet un avis encore plus sombre, il prétend que lorsque la chorée occupe un seul bras, la tête ou quelques-uns des muscles de la face, il ne l'a jamais vu guérir.

Charles West dit que, si la guérision est complète en un mois dans les cas les moins graves, les mouvements convulsifs persistent dans d'autres pendant une période de plusieurs mois ou même plus. Il ajoute que dans les cas d'un caractère chronique, la chorée est habituellement partielle, soit que l'affection n'ait d'abord compris qu'un groupe limité de muscles, soit qu'elle soit restée fixée sur ceux-ci après avoir disparu des autres parties. Il envisage également la question des récidives : « Non seulement la chorée est lente à disparaître mais elle devient très apte à se reproduire, et on a vu chez le même malade les attaques reparaître jusqu'à 6 et 7 fois avec une diminution progressive dans leur intensité.

Enfin M. le Prof. Weill prétend que dans les formes légères où l'enfant est simplement grimacier et bougon l'évolution est très longue, c'est d'après lui une des formes les plus durables.

En analysant nos différentes observations, nous avons essayé d'éclaircir certains points relatifs à leur évolution et à leur pronostic. Nous avons essayé de les résumer dans les trois propositions suivantes :

1° Les chorées latentes persistent-elles toujours dans la même forme, ou se transforment-elles en chorées graves ?

2° Leur durée est-elle plus longue ou plus courte que la durée normale des chorées de Sydenham?

3° Enfin les malades qui en sont atteints, sont-ils plus sujets aux récidives que les autres choréiques ?

I. Dans le n° 1, la petite malade fut d'abord atteinte de chorée grave qui dura 3 mois et qui se transforma en chorée latente qui persiste depuis deux ans ; elle se traduisait par quelques clignements des paupières et des mouvements de projection des lèvres, la mère n'y attachait du reste aucune importance, et c'est à propos d'une rougeole que nous avons pu les enregistrer. Dans ce cas, la chorée latente a succédé à une chorée grave. Nous trouvons des exemples semblables dans les observations 2, où, après une atteinte aiguë qui dura trois mois, il garda quelques petits mouvements pendant six mois. Nous enregistrons des faits identiques chez les nos 4, 7, 5, 8.

Une solution ressort nettement de cette étude, c'est que la forme latente succéde fréquemment à la chorée de Sydenham.

D'autres observations nous donnent au contraire des indications différentes : nous lisons que depuis six mois l'enfant présentait quelques légères secousses dans l'épaule, mais les parents ne s'en occupaient nullement, quand survint la forme grave. Dans l'observation X, nous relatons que depuis très longtemps déjà, ses maîtresses avaient remarquées une certaine gène pour écrire. Dans l'observation 12, nous trouvons le récit de la mère qui prétend que six mois avant que sa fille ne fut atteinte de vraie chorée, elle était bougeon, faisait des manières, sans présenter de mouvements vrais Nous citerons également les nos 8, 13, 16.

De l'étude de ces quelques faits, il ressort que dans certains cas, l'enfant peut présenter une période de chorée latente assez longue de six a onze mois avant de se voir atteinte de chorée vraie. Nous ferons remarquer à ce propos que la longueur de cette période nous empêche de la confondre avec la période prémonitoire de la chorée de Sydenham qui se traduit par de petits signes comme dans la chorée latente, mais qui ne dépasse guère une quinzaine de jours.

Enfin dans l'observation XI nous avons signalé une chorée latente qui resta du moins telle pendant toute son évolution; 3 fois la petite malade rechuta, et 3 fois elle présenta seulement de petits mouvements ébauchés qui ne ressemblent en rien aux grands mouvements de la chorée de Sydenham. D'après l'étude attentive des différents faits renfermés dans nos observations, nous arrivons aux conclusions exposées par M. le Prof. Weill dans son précis de Médecine infantile, où il prétend que ces formes très légères que nous décrivons sous forme de chorée latente peuvent être : soit à l'état latent pendant toute leur évolution, soit précéder, ou enfin succéder aux formes graves comme nous l'indiquent nos observations.

II. Un deuxième point que nous essayerons d'éclaircir, c'est la durée de ces formes latentes : sont elles plus tenaces que les formes graves, ou disparaissent-elles plus facilement ?

Nous établirons une statistique tirée de nos observations.

Nos 1	forme	latente :	2 ans.
2	—	—	6 mois.
3	—	—	9 mois.
4	—	—	3 ans (pas encore guérie).
5	forme	latente :	2 ans.
6	—	—	10 mois.
7	—	—	1 an.
8	—	—	2 mois.
8	—	—	2 mois.
8	—	—	3 ans.
9	—	—	5 mois.
9	—	—	17 mois.
9	—	—	2 ans.

N°s 10 — — 8 mois.
11 — — 1 an.
12 — — 6 ans.
12 — — 8 ans.
13 — — 6 mois.
14 — — 22 mois.
14 — — 13 mois.
15 — — 4 mois.
16 — — 1 an.
16 — — 6 ans.
17 — — 2 ans.
18 — — 6 mois.

D'après cette statistique, nous pouvons conclure à la tenacité des formes latentes. Nous ferons remarquer à ce sujet que tous les cas cités dans notre travail ont été soumis à un traitement et se trouvaient par conséquent dans de bonnes conditions pour guérir plus rapidement. Tandis que la durée moyenne de la chorée de Sydenham serait de un à trois mois pour M. le Prof. Weill, la forme latente evoluera pendant six mois, 9 mois, trois ans et même huit ans comme dans l'observation 12.

Nous concluons donc avec M. le Prof. Weill que c'est une des formes les plus durables.

III. Une dernière question que nous nous poserons à propos de cette évolution, c'est de savoir la fréquence des récidives.

Nous établirons également une statistique tirée de nos différentes observations.

N°s 1 2 atteintes.
2 2 atteintes.

Nos	3	2 atteintes.
	4	1 atteinte se prolongeant.
	5	4 atteintes.
	6	3 atteintes.
	7	1 atteinte se prolongeant.
	8	4 atteintes.
	9	5 atteintes.
	10	3 atteintes.
	11	1 atteinte durant toujours.
	12	4 atteintes.
	13	2 atteintes.
	14	2 atteintes.
	15	2 atteintes.
	16	2 atteintes.
	17	3 atteintes.
	18	3 atteintes.

Dans nos diverses observations nous enregistrons toujours des récidives sauf dans les nos 4, 7, 11, malheureusement dans ces différents cas on n'a pas pu suivre assez longtemps le petit malade pour pouvoir enregistrer les cas de récidive qui ont pu se produire, dans le n° 11 la première atteinte qui est à évolution très tenace se prolonge encore. Il semble donc ressortir que les chorées qui se présentent à un moment de leur évolution sous forme latente sont appelées à récidiver.

DIAGNOSTIC

Une des maladies que l'on pourrait facilement confondre avec les chorées latentes, c'est la maladie des tics, d'autant qu'elle survient à l'âge de prédilection de la chorée. Quelques signes cependant nous permettent de l'en différencier : Le caractère essentiel de tout tic est le caractère intentionnel ou pour mieux dire pseudo-intentionnel, car l'intention volontaire a depuis longtemps disparu dans le tic.

Il n'en est pas moins vrai que les mouvements des tiqueurs sont coordonnés pour l'accomplissement d'un acte ou d'un geste toujours le même ; cet acte ou ce geste appartient à la vie ordinaire. Le mouvement de la chorée latente est tellement peu coordonné qu'il échappe à toute description ; le tic est un mouvement essentiellement figuré ; la chorée latente au contraire est constituée par un mouvement amorphe. Dans quelques cas la ressemblance peut être encore plus frappante, placé devant l'observateur, l'enfant atteint de chorée latente peut chercher parfois à excuser ses légers mouvements en simulant un mouvement volontaire, celui de boutonner sa veste par exemple ou d'ajuster ses vêtements ; mais cette petite ruse est facile à démasquer, puisque cette coordination qui est volontaire et non involontaire comme le tic n'est qu'un éclair dans l'incoordination choréique; loin de se reproduire comme le geste du tiqueur, le geste simulé du choréique ne peut plus être répété, l'irrégularité empêche le malade de renouveler son manège.

Un deuxième caractère sur lequel nous attirerons l'attention, c'est l'hémilatéralité, la maladie des tics n'affecte nullement cette localisation, les muscles qu'elle intéresse sont déterminés par le but à atteindre, la localisation des mouvements est constituée par groupement physiologique et non anatomique. Un troisième caractère est tiré du rythme des mouvements : Les mouvements de la chorée latente sont arythmiques, tandis que les tics sont rythmiques.

Tout est irrégulier dans les mouvements de la chorée latente, aussi bien dans le temps que dans l'espace, aussi bien dans la durée que dans la forme, tantôt les mouvements s'accélèrent un peu, tantôt ils se ralentissent, les contractions lentes et molles sont par moment interrompues par des contractions plus brusques et plus rapides. Dans l'ensemble cependant l'allure des mouvements choréiques est assez lente et cette lenteur la distingue nettement des tremblements.

Enfin voilà trois caractères concernant les allures du mouvement choréique : « irrégularité, lenteur relative, tendance à la continuité; chez les tiqueurs, ce sont des caractères opposés, les caractères du tic sont la régularité, la brusquerie, la brièveté et enfin la discontinuité. Parmi les influences les plus propres à évoquer les mouvements choréiques, c'est l'émotivité; comme les mouvemements choréiques échappent complètement à la volonté, il en résulte que lorsque le choréique est l'objet d'attention, ses mouvements redoublent d'intensité.

Tout au contraire, le tiqueur, bien que ses mouvements soient essentiellement automatiques et involontaires, qu'ils se passent dans le domaine du subconcient peut les suspendre momentanément; mais à cette suspension qui n'est obtenue souvent que par un effort très pénible et suivie d'une détente d'autant plus violente que la contrainte a été plus énergique. Devant l'observateur, le tiqueur se contient et dès qu'il est moins surveillé, il laisse son tic s'échapper, ce fait est faussement interprété par les parents qui en concluent qu'avec un peu de bonne volonté, l'enfant peut se corriger. En un mot, le choréique fait ses mouvements devant le public et le tiqueur les fait dans la coulisse; en un mot, la volonté n'a pas d'effet sur la chorée latente, elle a une action suspensive momentanée sur le tic. Enfin nous signalerons un dernier signe tiré de caractères accessoires: Chez les tiqueurs les mouvemeuts muscnlaires et les tics constituent toute la maladie, chez le choréique, la folie musculaire n'est pas le seul signe, l'amyosthénie est constante, la chorée latente est toujours molle, et cette amyosthénie et superposée à la localisation des mouvements. Le tiqueur conserve sa force musculaire normale, le choréique a des réflexes tendineux anormaux avec parfois des douleurs articulaires.

En examinant un certain nombre d'enfants pour notre travail, nous en avons rencontré qui ne semblent rentrer ni dans le cadre des choréiques latents, ni dans celui des tiqueurs; ils présentent à première vue quelques analogies avec ces deux groupes; ce sont des enfants nerveux, timides et atteint d'hypersensibilité chez lesquels la moindre cause provoque quelques mouvements.

Deux ou trois présentaient quelques haussements d'épaule d'un côté seulement; ils étaient dûs au contact de leur manche; en les faisant déshabiller, les mouvements disparaissaient. Un quatrième enfant fut conduit à la consultation de l'hôpital de Saint-Etienne sous prétexte qu'il bougeait un peu le bras gauche, mais en lui enlevant son vêtement, nous avons découvert deux ou trois boutons qui déterminaient un prurit très léger, mais dont la sensation était augmentée par l'hypersensibilité du petit malade. Cette catégorie d'enfants nous a paru assez intéressante pour la signaler dans notre travail. Ce sont des enfants nerveux dont la sensibilité est exagérée. Normalement ils ne présentent aucun mouvement pathologique; mais sous l'influence d'une cause très banale, comme le léger contact d'un vêtement, ils esquissent quelques ébauches de mouvements ressemblant à ceux des chorées latentes. Ces mouvements peuvent siéger tantôt à un endroit, tantôt à un autre, suivant la localisation de la cause, ce qui les distingue des mouvements des choréiques. De plus, si on débarrasse l'enfant de ses vêtements, ou qu'on supprime toute autre cause légère, les mouvements disparaissent aussi ; deuxième signe sur lequel on basera son diagnostic.

Le paramyoclonus multiplex présente également des mouvements choréiformes, mais c'est une maladie très rare, puisqu'on en connaît que trois observations absolument certaines. Elles consistent en secousses musculaires absolument analogues à celles que produit une décharge électrique. Ces secousses ne sont jamais généralisées et dans toutes les observations publiées, on a toujours constaté que la face était indemne de tout mouvement. Ce sont le plus souvent les muscles du membre inférieur qui sont pris, le triceps crural en particulier, le triceps brachial. Le grand pectoral du côté des membres supérieurs paraît être le siège des secousses involontaires ; en outre les contractions musculaires du paramyoclonus multiplex sont toujours irréguliers et ne se manifestent jamais sous forme d'accès. Elles peuvent tantôt être isolées, éloignées les unes des autres, tantôt se succéder d'assez près pour donner naissance à une véritable contracture tétanique. Elles ne troublent d'ailleurs jamais en rien les mouvements volontaires, on les provoque facilement soit par des excitations cutanées : pincement, piqûre de la peau, soit en pinçant profondément les muscles, soit en percutant le tendon rotulier, et non-seulement la contraction se produit au niveau du point percuté, mais encore de certains cas, elle se généralise et s'étend à tous les muscles qui sont le siège de secousses. Il semble qu'il y ait chez ces malades une véritable exagération de l'excitabilité réflexe de la moëlle, dénotée par une exagération manifeste de la contractilité idéo-musculaire et des réflexes tendineux.

D'après ce court exposé du paramyoclonus, en dehors de sa rareté, nous enregistrons quelque signes qui nous permettront de le distinguer assez facilement de la chorée latente. Dans cette dernière maladie, les mouvements sont fréquemment localisés à la face, tandis que cette région est indemne dans le paramyoclonus qui se localise de préférence dans le membre inférieur, autre distinction, à l'inverse de la chorée latente, le tremblement du paramyoclonus trouble les mouvements volontaires. Enfin on peut provoquer les mouvements du paramyoclonus par le pincement ou la piqûre, ce qui ne se produit pas pour la chorée latente qui est surtout sous l'empire de l'émotivité. En dernier lieu, nous signalerons les deux évolutions contraires, l'une tend à la guérison après un temps plus ou moins long, l'autre au contraire tend à la terminaison fatale.

Certains mouvements involontaires hystériques simulent à s'y méprendre les mouvements des chorées latentes.

On se basera surtout sur l'histoire de la malade, sur ses stigmates hystériques. Dans ce dernier cas, le début est souvent brusque et se fait parfois à la suite d'une attaque d'hystérie, les mouvements peuvent être arrêtés ou provoqués par la pression de certaines régions.

L'affection hystérique atteint de plus d'emblée son summum d'intensité, et est exempte des complications arythmiques et cardiaques de la chorée latente. Enfin il est rare qu'ils se montrent à l'état de simplicité, sans une escorte d'accidents hystériques variés : attaques convulsives ou stigmates permanents.

Quand les mouvements choréiques latents sont localisés surtout à la face, ils peuvent prêter à confusion avec le spasme de la face et le diagnostic peut parfois sembler ardu. On peut le faire par l'examen objectif des phénomènes convulsifs. Le spasme facial commence généralement par de très légères contractions limitées à quelques fibres seulement d'un muscle de la face. Ces contractions s'étendent de proche en proche, ce sont d'abord des palpitations, des frémissements menus, brefs, envahissants, qui gagnent peu à peu les autres muscles d'une moitié du visage, fibrille à fibrille, faisceaux à faisceaux ; leur fréquence et leur intensité va croissant jusqu'à produire une sorte de tétanisation de toute la musculature d'une moitié de la face. Si à ce moment on regarde la gorge, on voit parfois un des piliers du voile du palais, la luette participer à ses mouvements. Au plus haut degré de l'accès spasmodique tout un côté du visage apparaît contracturé, les rides se creusent, l'œil est demi clos, les commissures labiales tirées en haut et en dehors.

Sur ce fond de contracture se dessinent de petits frémissements, souvent une poussée vaso-motrice l'accompagne. Il y a parfois des troubles de l'audition, bourdonnement, diminution de l'ouïe. Enfin la détente survient peu à peu, l'accès est terminé. A l'exception des cas où il est lié à une névralgie du trijumeau, le spasme facial ne s'accompagne d'aucune douleur, le malade n'accuse que de la gêne, de la raideur.

Aucune confusion possible avec les mouvements de la chorée latente, lorsque le spasme se présente avec de tels caractères distinctifs. La marche envahissante et progressive du phénomène convulsif n'a rien de commun avec le mouvement de chorée latente. Enfin les phénomènes spasmodiques sont strictement limités au territoire anatomique du nerf facial. La langue est indemne, les muscles moteurs du globe oculaire, ceux du cou n'entrent jamais en jeu.

OBSERVATIONS

OBSERVATION I.

Service du Dr Montagnon (hôpital de Saint-Étienne).

22 novembre 1906. — Père alcoolique, mort il y a trois ans à la suite d'une maladie de poitrine.

Mère très nerveuse; aurait eu une atteinte de chorée à l'âge de 10 ans.

Le petit malade est âgé de 8 ans et entre à l'hôpital de Saint-Étienne pour une rougeole.

A 3 ans, il aurait eu une première atteinte de chorée qui dura deux mois. Nouvelle atteinte il y a deux ans ; elle se traduisait à ce moment par des mouvements de grande amplitude; elle persista telle pendant trois mois. Depuis cette époque, la mère prétend que l'enfant a toujours été remuant.

A 5 ans, il se plaignait de quelques douleurs dans les articulations des deux genoux.

Une broncho-pneumonie à 6 ans et demi.

La fatigue actuelle aurait débuté il y a six jours; l'enfant se mit à tousser, il était triste, ses yeux se mirent à pleurer; il se plaignait également de la gorge.

Enfin, il y a deux jours, il présenta quelques boutons disséminés sur la face et le tronc.

A son entrée, l'enfant est abattu, il a 39° de température, il se plaint de céphalée; il tousse assez fréquemment.

Enfin il présente, sur la face et sur le tronc ainsi que sur les membres inférieurs, une éruption de boutons légèrement surélevés, laissant entre eux des espaces sains et rappelant l'éruption de rougeole.

Examen somatique. — *Système respiratoire.* Les amygdales sont un peu grosses et rouges.

Poumons. Pas de modification de la sonorité ; nombreux râles de bronchites disséminés des deux côtés.

Cœur. Rien à signaler.

Tube digestif. L'appétit est diminué; selles normales. Pas de modification du foie ou de la rate.

Système nerveux. L'enfant serait très remuant au dire de la mère.

Troubles moteurs. A la face, il présente quelques petits mouvements de projection des lèvres et un peu de clignement de ses paupières ; ces troubles remontaient à deux ans au dire de la mère, c'est-à-dire à la suite de son atteinte de chorée, mais elle n'y prêtait pas grande attention.

Rien à signaler du côté des membres.

Pas de troubles des réflexes ou de la sensibilité.

Urines. Elles sont claires et renferment un léger disque d'albumine.

Température 39°.

24 novembre 1906. — L'enfant va mieux, les râles de bronchite ont diminué, l'éruption a presque complètement disparu; les urines ne renferment plus d'albumine.

5 décembre 1906. — Le petit malade ne présente plus aucune trace d'éruption ; plus de râles aux poumons ; les petits mouvements de la face persistent toujours.

La mère veut l'emmener.

Résumé. — *Étiologie.*

A. H. Père alcoolique et tuberculeux. Mère atteinte de chorée à l'âge de 10 ans.

A. P. Rhumatisme. Broncho-pneumonie. Rougeole.

Évolution :

1° Atteinte à 3 ans, qui dura deux mois ;

2° Atteinte à 6 ans, qui dura trois mois et se prolonge depuis deux ans par de la chorée latente.

Observation II.

Service du Dr Lannois.

Louis D..., 11 ans. — Père nerveux, pas alcoolique. Mère 43 ans, très nerveuse. Rien à signaler dans les antécédents.

A. P. Grossesse normale. Rougeole à 3 ans, adénite cervicale à 6 ans. Jamais de convulsions, caractère très nerveux; il remuait continuellement, dit son père.

Quelque temps avant le jour de l'an, on s'était aperçu de quelques modifications dans l'état de l'enfant; l'appétit avait diminué, il restait peu facilement en place, il bougeait continuellement.

A partir du 1er janvier 1902, les phénomènes ont augmenté et l'obligèrent à rester chez ses parents.

A l'examen. On constate une grande instabilité de la tête, le regard ne peut se fixer; clignement des paupières, secousses des lèvres. Pas de mouvements de la langue, pas de troubles de la parole ou de la déglutition, mouvements à grande amplitude dans les membres supérieurs des deux côtés.

Les mouvements sont moins marqués aux membres inférieurs, instabilité des pieds; la marche est un peu troublée.

L'examen viscéral est négatif.

18 janvier 1902.— L'état s'est très sensiblement amélioré. Au repos, les mouvements ont presque complètement disparu. On constate quelques légers mouvements des doigts quand il accomplit certains actes, comme celui de s'habiller. On le traite par les injections de cacodylate.

9 avril 1902. — Il quitte le service très amélioré, conservant toutefois quelques petits mouvements.

4 juin 1902. — Il est bien guéri.

20 mai 1903. — Récidive. A l'école, on constate qu'il a de la peine à écrire; il est très énervé; aime à changer de place et présente seulement quelques légers mouvements dans les doigts et surtout à la main droite.

Résumé. — *Étiologie.* Tempérament nerveux chez le père et la mère.

Chez l'enfant, rougeole et nervosisme habituel.

Évolution. Première atteinte grave pendant un mois, du 20 décembre 1901 au 18 janvier 1902.

Chorée latente pendant six mois jusqu'au 4 juin 1902.

Chorée latente; réapparaît 20 mai 1903.

Observation III.

Service du Dr Lannois.

Nicolas D..., 11 ans. — Mère nerveuse. Rien autre à signaler dans ses antécédents héréditaires. Premiers pas à 14 mois ; le malade n'a jamais pris de crise.

Le malade sortit au commencement de mai 1898 du service du Dr Tixier, où il était soigné pour une fracture de jambe. Trois jours après sa sortie, son bras droit est animé de petits mouvements ; sa jambe droite y participe également. Ces phénomènes dureraient depuis cette époque sans interruption. Cependant, au dire de la mère, il semble que le tremblement de la jambe se soit encore atténué.

Actuellement. Il semble qu'on ne constate pas de mouvements ; cependant, si l'on prolonge l'examen, on constate à intervalles éloignés quelques secousses dans la main; sa main est inhabile. Il ne semble pas exister de tremblement dans les membres inférieurs; et la démarche quoique un peu traînante est à peu près normale. Les tremblements n'augmentent pas à l'occasion des mouvements volontaires ; le malade porte très facilement le doigt sur son nez. Pas d'augmentation des mouvements quand on regarde fixement le malade. Pas de tremblement de la langue, pas de troubles de la parole.

Quand le malade est debout, il se balance et présente une instabilité musculaire assez prononcée.

10 juillet 1898. — Le malade sort du service tout en conservant encore quelques légers mouvements.

1er mars 1898. — Depuis sa sortie, le malade n'avait cessé d'être un peu agité, au dire des parents. Depuis quatre ou cinq jours, sans aucune course, les mouvements ont augmenté très notablement d'intensité, ils sont surtout localisés dans le côté droit.

1er juin 1899. — Le malade sort très amélioré du service, il doit revenir à la consultation.

Résumé. — *Étiologie.*

A. H. Mère nerveuse.

A. P. Rien à signaler.

Évolution :

1° Forme moyenne durant trois mois, de mai à juillet 1898;

2° Chorée latente, de juillet 1898 à mars 1899;

3° Récidive (forme moyenne), trois mois, de mars à juin 1899.

Observation IV.

Service du Dr Montagnon (Hôpital de Saint-Étienne.)

Jean D..., 11 ans. — Père bien portant aurait eu du rhumatisme autrefois. Mère nerveuse aurait été atteinte de pleurésie, de bronchite et de tumeur blanche du poignet. Rien autre à signaler.

Premier pas à 15 mois. A parlé très jeune.

A. P. Rougeole, scarlatine, bronchite il y a deux ans, coqueluche. Début de la chorée, il y a trois ans, après sa scarlatine. Il aurait eu une chorée assez grave avec mouvements à grandes oscillations et impossibilité de la marche. Depuis cette époque, il aurait toujours conservé quelques mouvements, soit dans les bras, soit dans la face; mais ils avaient bien diminué d'intensité.

Actuellement l'enfant est petit, pâle et maigre, il présente très peu de mouvements, quand on le regarde fixement, on voit qu'il penche la tête très légèrement soit à droite, soit à gauche. Il présente également quelques clignements très peu marqués des sourcils.

Aucun trouble fonctionnel. Sensibilité un peu exagérée au niveau du côté gauche.

Examen viscéral : négatif sauf au cœur, où l'on constate un dédoublement du deuxième bruit ainsi qu'un bruit de galop.

Résumé. — *Étiologie.* Père rhumatisant, mère nerveuse et tuberculeuse.

A. P. Rougeole, scarlatine, bronchite coqueluche.

Évolution. — Atteinte grave de chorée il y a trois ans, à la suite persistance de chorée latente.

Observation V.

Service du Dr Montagnon (Hôpital de Saint-Étienne.)

Jeanne B..., 10 ans. — Père eut deux atteintes de rhumatisme, l'une à 40 ans, et l'autre à 42; il était très nerveux, mais n'a jamais pris de crises; il n'est pas alcoolique.

Mère en bonne santé, mais nerveuse; pendant quatre années consécutives elle eut des atteintes de rhumatisme.

A. P. Accouchement normal. Premiers pas à 14 mois. Premières dents fort tardivement, polyadénites cervicales, pneumonie à 5 mois, elle n'a jamais eu de convulsions, ni de crises, mais elle est très impressionnable.

A l'âge de 8 ans, elle eut quelques douleurs au niveau des deux genoux et le médecin pensa à des douleurs de croissance. En 1904 sans aucune cause, la petite malade devint très irritable, de temps à autre, elle présentait quelques légers haussements de l'épaule droite auxquels les parents n'attachèrent aucune importance; cet état persista pendant un an, quand sans motif les mouvements augmentèrent au point qu'elle ne put plus manger, elle cassait tout ce qu'elle prenait; elle fut traitée par l'antypirine; au bout d'un mois les mouvements s'atténuèrent, et à la fin du deuxième mois, ils avaient presque complètement disparu, sauf quelques rares haussements de l'épaule droite.

En 1906, nouvelle atteinte de chorée avec grands mouvements qui persista pendant trois mois. Depuis la petite malade a toujours conservé quelques légers mouvements au dire de la mère.

Elle entre actuellement dans le service pour des douleurs articulaires siégeant aux deux genoux et au poignet droit; ces douleurs dateraient environ d'une dizaine de jours; les articulations sont rouges et œdématisées.

Système nerveux. — Troubles moteurs. La malade présente quelques petites déviations de la commissure labiale; si on lui fait tirer la langue, on constate que cet organe est animé de petits mouvements; enfin du côté des paupières on enregistre quelques ébauches de clignement.

Pas de troubles à signaler du côté des membres supérieurs ou inférieurs. Le reste de l'examen viscéral est négatif.

Traitement. On donne 3 grammes de malakine; au bout de huit jours, la petite malade ne souffre plus.

1907. Comme les petits mouvements persistent, on soumet la petite malade au traitement du beurre arsenical préconisé par M. le professeur Weill, on lui fait absorber 0 gr. 18 par doses progressives de 0 gr. 005 à 0 gr. 040. Le remède fut très bien supporté et à la fin de son séjour, le clignement de la paupière avait disparu; on ne constatait plus de déviation de la commissure labiale, seuls quelques petits mouvements de la langue persistaient encore.

RÉSUMÉ. — *Étiologie.*

A. H. Pére rhumatisant et nerveux.

Mère rhumatisante et nerveuse.

A. P. A 8 ans, quelques douleurs vagues de rhumatisme.

1° *Évolution.* Chorée latente pendant un an;

2° Forme grave pendant deux mois;

3° Forme latente pendant un an;

4° Forme grave pendant trois mois;

5° Forme latente;

Observation VI.

Service du Dr Lannois (Hôpital Saint-Pothin).

M..., Adèle, 13 ans, entrée à Saint-Pothin le 24 avril 1889. Père alcoolique. Mère en bonne santé, mais nerveuse.

A. P. Rhumatisme à 6 ans qui dura un mois, érysipèle de la face à 8 ans. Depuis quatre ans, elle ne se porte jamais très bien.

N'est pas encore réglée.

La fatigue actuelle remonte à dix mois, la malade eut une frayeur qui détermina chez elle des signes de chorée moyenne pendant deux mois.

Actuellement les mouvements sont très limités, on ne constate qu'une petite agitation des doigts de la main gauche; jamais les mouvements ne furent bien prononcés. On ne découvre aucun stigmate hystérique.

Cœur. On perçoit nettement un dédoublement du deuxième bruit à maximum mésocardiaque; ce dédoublement persiste et ne diminue pas sous l'influence des mouvements respiratoires. Le reste de l'examen viscéral est négatif.

30 novembre 1889. — La malade revient à la consultation, les mouvements choréiques ont à peu près disparu, ils persistent à l'état d'ébauche.

3 novembre 1890. — La malade rentre dans le service en présentant les mêmes symptômes nerveux qu'au début. Les mouvements choréiques sont limités à gauche.

19 novembre 1890. — La malade est très améliorée, elle ne fait presque plus aucun mouvement; elle est renvoyée à la consultation.

Cœur plus rien à signaler.

25 mai 1891. — La malade rentre de nouveau dans le service. Depuis quinze jours environ, les mouvements choréiques ont réapparu dans tout le côté gauche; la jambe, le bras, la tête sont agités; quelques légers troubles de la parole.

11 juillet. — Persistance du réflexe rotulien, suppression du réflexe plantaire.

11 octobre. — La malade est très améliorée, il persiste seulement quelques petits mouvements.

Résumé. — *Étiologie.* Alcoolisme chez le père ; mère nerveuse.

A. P. Rhumatisme, érysipèle.

Évolution. 1° Forme moyenne durant deux mois ;

2° Chorée latente remontant à dix mois;

3° Récidive forme moyenne 3 novembre 1890 ;

4° Récidive 25 mai 1891 ;

5° Chorée latente.

Observation VII.

Service du Dr Lannois (Hôpital Saint-Pothin).

Anna D..., 12 ans. Père mort à 40 ans de tuberculose pulmonaire.

Mère assez bien portante serait sujette aux migraines tous les mois environs, elle eut deux fausses-couches.

Grand père mort à 66 ans, tremblait depuis longtemps.

Une tante paralysée.

Une sœur morte à 19 ans, d'affection abdominale prenait des crises tous les jours à la suite d'une frayeur.

A. P. Grossesse normale, accouchement à terme. Premiers pas à 13 mois. Premières dents à 8 mois. Commence à parler à 15 mois. Rougeole et coqueluche à 1 an, angines fréquentes. L'enfant a toujours été doué d'un caractère un peu vif. La fatigue actuelle aurait débuté, il y a un an.

1er janvier 1903. — A la suite d'une émotion, l'enfant eut une crise qui débuta par une sensation d'étouffement à laquelle succéda une crise de larmes ; trois jours après survint une chorée qui fut soignée par M. Rabot.

Au bout de trois semaines, cette chorée s'améliora, mais

les mouvements choréiques ne disparurent jamais complètement, entre temps, elle fut soignée pour une scoliose.

2 mars 1904. — La mère conduit l'enfant à la consultation à cause de la persistance de ses mouvements choréiques.

Ceux-ci n'ont point, en effet, disparu complètement après une attaque de chorée de l'année dernière; ils sont très légers quand on examine l'enfant pendant un certain temps, on remarque qu'elle paraît impatiente, bouge très légèrement la tête, a quelques mouvements d'élévation de l'épaule, parfois apparaît une grimace de la face qui ne se reproduit jamais au même endroit.

L'enfant se plaint, en outre, d'avoir des crampes d'estomac se traduisant par des douleurs durant cinq minutes et siégeant au creux épigastrique. Pas d'éructation, pas de vomissements. L'ingestion des aliments ne calme pas les douleurs. L'enfant montre peu d'application au travail, elle a un caractère difficile.

Examen somatique : Enfant peu développé, léger tremblement de la main, tremblement fibrillaire de la langue.

Examen viscéral négatif.

Résumé. — *Etiologie.*

A. H., Mère sujette aux migraines; grand père tremblait; tante paralysée; une sœur prenait des crises.

A. P. Rougeoles et coqueluches; angines fréquentes; enfant à caractère vif.

Evolution : 1° Chorée moyenne pendant un mois;

2° Chorée latente depuis un an.

Observation VIII.

Service du Dr Montagnon (Hôpital de Saint-Etienne)

Père mort tuberculeux; était saturnin, mais nullement alcoolique.

Mère 42 ans, nerveuse; aurait eu une péritonite.

Une sœur très nerveuse, n'aurait jamais pris de crise.

La mère eut une frayeur pendant le premier mois de sa grossesse.

A. P. Accouchement avec le forceps ; premiers pas à 15 mois ; premières dents à 1 an ; a parlé assez vite ; Rougeole à 4 ans ; à 5 ans elle eu quelques douleurs rhumatoïdes localisées aux deux genoux ; nouvelle atteinte à l'âge de 7 ans.

Il y a 8 ans, en 1896. elle eut un Erysipèle de la face qui dura 4 semaines, et à la même époque elle eut très peur à la suite d'une scène entre son pére et sa mère.

Une quinzaine de jours après, l'enfant devint irritable, ne pouvait rester longtemps en place, pleurait sans grand motif, elle présenta alors quelques très légers mouvements dans le membre inférieur gauche ; le membre supérieur et la face étaient indemnes au dire la mère ; on l'envoya à l'hôpital de St-Étienne ou elle resta un mois, et elle sortit guérie.

En 1895, c'est-à-dire un an après, sans motif l'enfant présenta de nouveau quelques très légers mouvements du membre supérieur gauche, d'où nouveau séjour à l'hôpital qui dura deux mois et nouvelle guérison.

Une troisième atteinte fut soignée au commencement 1899, et depuis cette époque, la malade conserva toujours quelques légers mouvements quand on la fixait.

Il y a trois mois, l'enfant eut une quatrième rechute mais cette fois, les mouvements étaient d'amplitude moyenne et généralisés à tout le côté gauche, soulèvement des épaules, mouvements alternatifs de flexion et d'extension du membre inférieur, participation de la face, troubles de la parole.

16 Décembre. — Sous l'influence des injections de cacodylate de soude à la dose de 2, 4, puis 6 centigrammes, les mouvements choréiques ont notablement diminué d'intensité.

6 Janvier. — Le cacodylate a été interrompu pendant 8 jours et les mouvements ont paru augmenter, on lui redonne actuellement 8 centigrammes mais les mouvements persistent.

21 Janvier. — Les mouvements sont moins étendus qu'au début, mais ils persistent.

23 Juillet 1903. — La malade rentre dans le service pour

une nouvelle atteinte de chorée de grande intensité. Au dire de la mère, l'enfant aurait toujours présenté quelques très légers mouvements depuis sa sortie de l'hôpital qui remonte à 3 ans.

1er Janvier 1903. — La malade sort du service à peu près guérie.

Résumé. — *Etiologie.*

A. H., Père tuberculeux, mère nerveuse.

A. P., Rougeole à 4 ans, Erysipèle de la face à 8 ans. Frayeur.

Evolution :

1° Atteinte forme latente.

2° Deuxième atteinte un an après durant deux mois.

3° Troisième atteinte un an encore après sous forme moyenne, entre ces deux atteintes, elle avait toujours conservé de l'agitation.

4° Quatrième atteinte deux ans après sous forme masquée, depuis deux ans elle était restée bougeon.

Observation IX.

Service du Dr Lannois (Hôpital Saint-Pothin).

P.... Louise, 15 ans. — Entrée à St-Pothin, 5 août 1901. Père sans état nerveux, pas d'alcoolisme.

Mère morte à 30 ans à la suite d'une affection de poitrine.

Rien à signaler du côté de ses frères ou sœurs.

A. P. Accouchement normal ; premiers pas à 2 ans 1/2 ; Enurèse nocturne fréquents jusqu'à l'âge de 13 ans, pas encore réglée.

Pas de maladies antérieures, jamais de convulsions dans l'enfance.

Il y a six mois, on s'aperçut que l'enfant présentait dans le bras droit et dans l'épaule quelques légères secousses après les réprimandes, mais les parents ne s'en occupaient nullement.

Il y a un mois, les parents constatèrent quelques modifications dans le caractère de l'enfant ; elle paraissait plus émotive, de plus, elle présentait quelques mouvements du bras droit et de la tête.

Actuellement. La petite malade a quelques mouvements, mais qui ne sont point continus ; ils surviennent à différents moments de la journée sans cause bien nette et sont localisés dans la tête, les muscles de la face et les deux bras. La démarche n'est nullement troublée. Entrée dans le service le 5 décembre 1901, la malade est soumise aux injections de cacodylate 0,02.

16 Janvier 1902. — La malade depuis deux jours est atteinte d'erysipèle de la face, ces mouvements ont à peu près complètement disparu ; elle sortit le 23 Janvier 1902.

1er Mai 1903. — La malade rentre de nouveau dans le service ; depuis sa sortie, elle avait gardé de très légers mouvements et avait continué à prendre des douches ; se sentant très améliorée, elle les cesse, et depuis près d'un mois, les mouvements ont légèrement augmenté, mais ils sont infiniment moins marqués qu'à son premier séjour. Elle a toujours besoin de remuer, son caractère s'est modifié, elle est devenue irritable et le matin, elle présente quelques petits mouvements dans les doigts.

10 Juillet 1903. — La malade sort bien guérie.

18 Janvier 1905. — Elle s'était bien portée jusqu'à ces derniers temps ; depuis un mois quelques petits mouvements ont reparu dans le membre supérieur.

RÉSUMÉ. — *Etiologie.*

A. H. Père tuberculeux et saturnin, mère et sœur nerveuses.

A. P. Rougeole à 4 ans ; Erysipèle il y a 8 ans. Frayeur.

Evolution.

1° Première atteinte de chorée latente durant deux mois ;

2° Deuxième atteinte de chorée latente un an après et durant deux mois ;

3° Troisième atteinte de chorée latente jamais guérie ;

4° Quatrième atteinte, forme moyenne qui se prolonge à l'état latent pendant trois ans ;

5° Cinquième atteinte forme grave.

Observation XX.

Service de M. le Prof[r] Weill.

Marie D..., 12 ans. — Entrée à la clinique infantile 14 Janvier 1897. Père alcoolique, mort de tuberculose pulmonaire.

Mère en bonne santé, mais un peu nerveuse.

Un frère mort de méningite.

Rien dans les antécédents personnels.

Le début de la maladie remonterait au 2 Mai de l'an dernier 1896, elle débuta par des douleurs articulaires qui durèrent peu de jours. Depuis cette époque, son caractère s'est modifié, elle est devenue irritable, ses maîtresses constatèrent chez elle un peu de gêne pour écrire.

Depuis un mois, elle présente parfois à l'occasion des mouvements volontaires, quelques légers haussements de l'épaule droite. Rien aux membres inférieurs,

Sensibilité normale.

Cœur La pointe bat dans le 4e espace, souffle extra cardiaque.

Poumons. Rien.

18 Janvier 1897. — On ordonne la liqueur de Boudin à la dose de 5 grammes, et on arrive à 35 grammes.

27 Janvier 1897. — La petite malade est plus calme, moins irritable ; les légers haussements d'épaule qu'elle présentait à son entrée ont disparu, elle sort de la Charité.

17 Mai 1898. — Le petit malade s'est toujours bien portée depuis sa sortie de l'hôpital ; elle a actuellement 13 ans, et n'est toujours pas réglée.

Depuis quelque temps, elle présentait quelques petits mouvements très légers ; leur apparition remonterait à deux mois, sans cause. Il y a dix jours, la malade eut une frayeur ; les mouvements se montrèrent alors avec une grande intensité localisés dans la tête, les membres supérieurs, et moins marqués aux membres inférieurs ; troubles de la démarche.

29 mai 1898. — Suppression du repos au lit ; l'alimentation se fait bien.

1er juin 1898. — Amélioration assez sensible, l'enfant ne fait plus que quelques grimaces.

19 juin 1898. — L'amélioriation a plutôt diminué; l'enfant fait toujours quelques grimaces ou quelques gesticulations. On donne 4 grammes d'antipyrine.

30 juin. — Trois ou quatre jours après le traitement, l'amélioration s'est manifestée; les mouvements ont en partie disparu ; il persiste seulement quelques légers mouvements un peu rapides, la malade peut marcher; elle tourne à peine les épaules.

RÉSUMÉ. — *Étiologie.*

A. P. Alcoolisme sans température chez le père. Mère un peu nerveuse. Une méningite chez un frère.

Évolution.

1° Début au mois de mai de l'an dernier 1896 par une chorée latente durant un an ;

2° Deuxième atteinte de chorée latente remontant à deux mois;

3° Troisième atteinte, transformation en chorée moyenne se prolongeant à sa suite par quelques mouvements.

OBSERVATION XI.

(Clinique infantile.)

Service de M. le Profr Weill.

Marguerite B..., 8 ans. — Père a disparu. Il y a quatre ans, à la suite d'une fracture de jambe; il avait présenté des signes de mélancolie, nervosisme habituel, irritabilité, emportement.

Mère en bonne santé; n'a jamais eu de fausse-couche.

A. P. Née à terme, après un travail laborieux, nourrie au sein d'abord, puis au biberon.

A 9 mois, elle eut une maladie, caractérisée par de la céphalée et des vomissements; on pensa à une méningite.

A 4 ans, elle eut des convulsions. Au mois de janvier 1905, sans cause, la petite malade devint irritable et avait besoin de changer souvent de place. Les parents n'y prêtaient aucune attention.

Elle entre actuellement dans le service pour des douleurs localisées dans la région droite du cou et dans le membre inférieur du même côté.

Examen somatique. — L'enfant présente un caractère très nerveux; elle se plaint de douleurs dans la région droite du cou et dans le membre inférieur du même côté.

Poumons. Légère submatité au sommet D.

Cœur. Rien.

Tube digestif. L'appétit est conservé ; le foie dépasse les fausses côtes de deux travers de doigt. On ne sent pas la rate.

Système nerveux. On constate quelques mouvements de projection de la langue, au dehors de la bouche; pas d'autres mouvements choréiques à signaler, sauf peut-être si l'on fait marcher la malade pendant un certain temps ; la fatigue détermine une ébauche de mouvements se traduisant par des phénomènes de flexion et l'extension des doigts sur la paume de la main uniquement à droite ; après un temps de repos, tout rentre dans l'ordre. La face présente quelques vagues grimaces. Les réflexes tendineux sont légèrement exagérés ; pas de trépidation épileptoïde, pas de Babinski; quelques ganglions indolores sur le bord droit du trapèze.

Urines. Pas d'albumine.

7 février 1906. — L'enfant est envoyée à Michel-Perret. Pendant son séjour, elle n'a pas eu de crises, les mouvements choréiques du bras droit persistent toujours.

RÉSUMÉ. — *Étiologie.*

A. H. Père mélancolique et irritable; méningisme, convulsions à 4 ans.

A. P. Rougeole, broncho-pneumonie; caractère très nerveux.

Évolution. Forme latente persistant depuis un an.

Observation XII.

(Clinique infantile.)

Service de M. le Prof[r] Weill.

Clémence P..., 13 ans et demi. — Père mort à 51 ans à la suite d'une pneumonie.

Mère bien portante; caractère un peu nerveux, n'a jamais eu de fausse-couche.

A. P. Élevée au sein jusqu'à 1 an; n'est pas encore réglée.

Rougeole à 3 ans, atteinte de rhumatisme l'année dernière qui dura quinze jours.

Il y a six ans, la mère s'aperçut que l'enfant était bougeon; elle faisait des manières, mais elle ne présentait pas de mouvements bien marqués. Cet état persista jusqu'à l'âge de 11 ans.

A cette époque, les mouvements devinrent très accentués aux quatre membres. Cette forme grave persista pendant deux mois, de mars à mai 1897.

Elle se prolongea jusqu'au mois de janvier 1898 par des ébauches de mouvements.

A cette époque, c'est-à-dire il y a six mois, la petite malade présenta des mouvements assez marqués, sans aucune cause; ils s'atténuèrent progressivement, mais ne disparurent jamais complètement. C'est pour cette raison quo l'on conduit l'enfant à la Charité.

A son entrée, juin 1898. — La petite malade présente quelques mouvements choréiques peu marqués; à la face, on constate un peu de clignotement des paupières et quelques mouvements de projection des lèvres en avant. Rien à signaler du côté des membres.

Les réflexes rotuliens sont normaux, les réflexes plantaires sont diminués, les réflexes cornéens et pharyngiens sont conservés.

Pas de troubles marqués de la sensibilité.

Poumons. Rien.

Cœur. La pointe bat dans le 5e espace; à la pointe, on entend un souffle se propageant vers l'aisselle.

Tube digestif. Appétit diminué, tendance à la constipation, rate et foie normaux.

Température normale.

Urines. Pas d'albumine.

Traitement. Antipyrine, 5 grammes par jour, pas d'amélioration ; on institue alors le traitement par la liqueur de Boudin à la dose de 5 grammes au début par jour ; on arrive à 35 grammes.

4 septembre 1898. — Les légers mouvements n'ont pas complètement disparu.

14 avril 1899. — La malade, qui était sortie très améliorée, rentre de nouveau à la clinique infantile parce qu'elle présente quelques légers mouvements.

A son entrée, on ne constate pas de chorée vraie, seulement quelques ébauches de mouvements dans les membres supérieurs.

L'examen viscéral est négatif, sauf au *cœur*. On entend toujours dans cette région le souffle systolique qui se propage vers l'aisselle.

27 avril 1899. — La chorée présente une allure électrique consistant en un abaissement brusque de la tête, avec clignement des yeux. Pas de mouvement dans les membres ; si la malade veut travailler, elle devient maladroite et bougeon.

RÉSUMÉ. — *Étiologie.*

A. H. Mère un peu nerveuse.

A. P. Rougeole, rhumatisme.

Évolution :

1° Forme latente pendant six ans, de 5 à 11 ans;

2° A 11 ans, forme moyenne se continuant par de petits mouvements pendant sept mois ;

3° Forme moyenne se prolongeant par forme latente depuis six mois ;

4° Forme électrique; durée permanente sous une forme ou une autre depuis huit ans.

Observation XIII.

(Clinique infantile)

Service de M. le Prof[r] Weill.

Juliette P..., 12 ans. — Rien à signaler dans les antécédents héréditaires.

A. P. Accouchement normal, premiers pas à 1 an, rougeole à 3 ans et la diphtérie à 5 ans, on fut obligé de pratiquer la trachéotomie, jamais ni rhumatismes ni convulsions.

Il y a 6 mois, elle eut peur, elle avait laissé tomber son petit frère; quelques jours après, elle présenta quelques mouvements très légers de flexion des avant-bras sur les bras, de plus elle devint irritable.

Le 1er Janvier, c'est-à-dire 6 mois après, sans aucune cause elle présenta des mouvements très caractéristiques surtout dans les membres supérieurs et inférieurs.

A son entrée à la Charité, elle présenta des mouvements très accentués, les épaules se soulèvent, les bras s'écartent et se rapprochent du tronc, les doigts bougent irrégulièrement, les membres inférieurs subissent dans leurs différents segments des mouvements de flexion et d'extension, quelques gênes de la déglutition et de la démarche.

Pas de troubles de la sensibilité.

Réflexes. Normaux.

Poumons. Rien.

Cœur. La pointe bat dans le quatrième espace, souffle extra-cardiaque à la pointe.

31 Janvier. — Traitée par la liqueur de Boudin à haute dose: 5 gr.; la petite malade a présenté quelques vomissements, guérison à peu près complète au bout de douze jours.

Résumé. — *Etiologie.* Rien d'intéressant.

Evolution. Peur, pendant 6 mois forme latente puis, forme grave.

Observation XIV.
(Clinique infantile)
Service de M. le Prof[r] Weill.

Claudine J..., 11 ans, entrée à la Charité le 15 Mai 1899.— Père en bonne santé, mère un peu nerveuse ; plusieurs frères ou sœurs morts en bas âge, un frère rhumatisant.

A. P. Rougeole à 3 mois, varicelle à 4 mois, ni coqueluche ni convulsions, atteinte de rhumatisme à 4 ans.

Le 10 Juillet 1898, la mère la menaça des gendarmes pour la faire aller en classe ; trois jours après, elle présenta quelques mouvements involontaires dans le côté droit ; le gauche ne fut pris qu'ensuite. Les mouvements s'atténuèrent et persistent très légers depuis 11 mois.

A son entrée, la petite malade présente quelques mouvements très légers, très fugaces, localisés surtout dans les membres supérieurs, elle a quelques haussements d'épaule peu marqués, à peine quelques petits mouvements de flexion des doigts qu'il faut rechercher, elle présente d'autre part un caractère nerveux, elle a besoin de changer fréquemment de place; les doigts se fléchissent légèrement sur les mains, légère instabilité des membres inférieurs. Rien à la face, pas de troubles de la phonation ou de la déglutition, réflexes rotuliens normaux.

Sensibilité normale. L'état général est médiocre, la petite malade est pâle et amaigrie.

Poumons. Rien.

Cœur. Souffle extra-cardiaque.

Traitement. On redonne cinq milligrammes d'acide arsénieux, et la petite malade sort guérie au bout de quelque temps.

9 Octobre 1900. — On ramène de nouveau l'enfant à la clinique, mais c'est surtout pour son état général, elle est très amaigrie et présente quelques troubles digestifs; les parents demandent qu'on l'envoie à Longchêne. A la face on constate à peine quelques petites secousses, pas de mouvements involontaires de la langue, pas de troubles fonctionnels.

La mémoire est intacte.

Reflexes rotuliens normaux.

Pas de troubles de la sensibilité.

Cœur. A la pointe, le 1er bruit est un peu soufflant.

Le reste de l'examen viscéral est négatif.

Urines. Pas d'albumine.

Température. Normale.

On institue un traitement à l'acide arsénieux; on commence à 5 milligr. pour arriver à 35.

La petite malade sort à peu près guérie.

22 Mars 1900. — Sans aucune cause, la petite malade présenterait de nouveau des mouvements depuis 5 mois environ.

A son entrée, les mouvements sont peu marqués. On constate à cette occasion la réapparition des mouvements, surtout localisés aux mains, mais se traduisant par des signes très peu marqués.

Réflexes rotuliens normaux.

Sensibilité normale.

Examen viscéral négatif.

Résumé. — *Etiologie.*

A. H. Mère un peu nerveuse.

A. P. Rougeole, varicelle, frayeur.

Evolution.

1° Forme moyenne suivie de chorée latente pendant onze mois.

2° 22 Mars 1900, récidive sous forme latente remontant à 5 mois, depuis chorée latente persistante encore le 9 octobre 1900, sa durée étant déjà de 13 mois.

Observation XV.

(Clinique infantile, octobre 1895.)

Service de M. le Prof[r] Weill.

Marguerite B..., 10 ans. — Père en bonne santé, mais alcoolique. Mère morte il y a quatre ans de maladie indéterminée.

A. P. L'enfant a toujours été maladive. Scarlatine, rougeole, varicelle et coqueluche, n'a jamais eu ni convulsions, ni rhumatisme, mais elle a toujours eu un caractère très nerveux.

Les mouvements choréiques débutèrent au mois de septembre à la suite d'une frayeur ; l'enfant eut à subir un gros orage pendant une course en voiture. Dès le lendemain les mouvements choréiques apparurent et augmentèrent de fréquence et d'intensité très rapidement. Ils prédominent du côté droit du corps et se sont améliorés depuis quelques semaines.

A son entrée. Ces mouvements sont faibles et de petite amplitude; ils sont très peu marqués dans les membres supérieurs et inférieurs gauches, les doigts de la main droite présentent quelques légers mouvements de flexion.

Sensibilité normale.

Cœur, rien.

Examen viscéral négatif.

Traitement : 2 pilules de Rabuteau chaque jour.

31 janvier 1896. — Les mouvements ont diminué progressivement, puis disparu, depuis trois semaines, on fait passer la malade en chirurgie pour subir la cure radicale de hernie inguinale.

Deuxième séjour, 1er décembre 1896. — Elle fut traitée dans le service pour une fièvre typhoïde typique, mais ne présentait aucun mouvement.

Troisième séjour, août 1897. — La petite malade vient faire un autre séjour parceque les mouvements choréiques ont réapparu à la suite d'une nouvelle frayeur.

A son entrée on constate des mouvements très légers siégeant surtout à gauche dans les doigts, ce qui gêne un peu la préhension des aliments. Si on examine la petite malade dans le décubitus-dorsal, on constate quelques petits mouvements peu accusés dans le membre inférieur gauche, séparés par de larges intervalles de repos.

Pas de troubles fonctionnels.

Réflexes normaux.

Sensibilité normale.

Traitement avec antipyrine 3 grammes.

19 août. — Amélioration.

29 septembre. — La malade va bien.

Résumé. — *Étiologie.* Père alcoolique.

A. P. Caractère irritable, scarlatine, rougeole varicelle et coqueluche.

Évolution. Frayeur forme grave, durant trois mois. Deux ans après récidive sous forme latente durant plus de trois mois.

Observation XVI

(Clinique infantile.)

Service de M. le Profr Weill.

Jeanne T..., 12 ans. — Père alcoolique. Mère en bonne santé a eu plusieurs atteintes de rhumatisme.

A. P. L'enfant vint à 8 mois, accouchement normal, enfant très chétive.

Nourrie au sein jusqu'à 9 mois, rougeole à 2 ans, ni convulsions, ni rhumatisme. Santé délicate, tempérament très nerveux.

Depuis un an au dire des parents, l'enfant bougerait un peu, mais d'une façon très légère, on n'y prêta jamais grande attention, la petite malade ne pouvait se tenir en place. Il y a deux mois, au début d'octobre, l'enfant eut deux frayeurs qui se succédèrent à deux jours d'intervalle; depuis ce moment les mouvements devinrent très marqués surtout à droite, le bras était animé de mouvements irréguliers, très marqués; les jambes bougèrent à leur tour; mouvements convulsifs des yeux, pas de rejet des aliments, depuis une huitaine de jours, les troubles de la parole s'accentuèrent. Pendant le repos au lit, l'enfant bouge encore, mais le sommeil arrête tout mouvement.

A son entrée, les mouvements ne sont pas aussi accentués, ils sont de petite amplitude et localisés dans les bras et dans les jambes; la tête tourne à droite et à gauche.

Cœur bruit de diable dans les vaisseaux du cou, battement épigastrique, souffle extra-cardiaque.

L'examen des autres viscères ne donne rien.

8 janvier 1899. — Les mouvements ont à peu près disparu.

16 novembre 1899. — La petite malade rentre pour une fièvre typhoïde.

Pendant les six années qui se sont écoulées depuis sa sortie la malade a présenté presque chaque année pendant l'hiver, quelques mouvements légers, auxquels les parents ne prêtaient pas grande attention.

A son entrée, l'enfant présente quelques petits mouvements peu marqués de la tête et des doigts de la main gauche qui se fléchissent de temps à autres.

Résumé. *Étiologie.*

A. H. Alcoolisme chez le père. mère rhumatisante, méningisme en 1893.

A. P. Rougeole, tempérament nerveux.

Évolution. 1° Chorée latente pendant un an.

2° Frayeur forme accentuée pendant un mois et demi.

3° Persistance des mouvements ébauchés pendant six ans tous les hivers.

4° Chorée latente.

Observation VII.

Service du Dr Montagnon (Hôpital de Saint-Etienne).

Le père avait eu des convulsions dans son enfance.

La mère présentait quelques mouvements chroniques à l'âge de 16 ans, elle eut une fausse couche de deux mois et demi.

A. P. Coqueluche à 5 ans, rougeole à 7 ans et une fluxion de poitrine à 8, elle a toujours eu un tempérament nerveux. Elle eut une première atteinte de chorée en 1894, qui se manifesta par de très légers mouvements, et une 2e atteinte en 1895 à la suite d'une frayeur.

La fatigue actuelle remonte à l'année 1896 ; pour la 3e fois l'enfant présente quelques mouvements très légers localisés dans les bras qui étaient animés à de rares intervalles de quelques ébauches de secousses; enfin on constata quelques mouvements athétosiques des doigts.

A son entrée on remarqua que l'état de la petite malade ne s'était point aggravé ; les membres inférieurs sont complètement indemnes, la marche et la station debout sont très faciles. La face est immobile, seul l'orbiculaire des lèvres semble légèrement remuer de temps à autres, immobilité absolue de la langue ; pas de troubles de la déglutition, une légère gêne dans la phonation.

Réflexes normaux.

Sensibilité conservée.

Examen somatique négatif.

Traitement. On donne de l'arsenic sous forme de liqueur de Boudin: 5 gr. d'abord, on arrive à 35 gr. et on redescend à 10 gr. Amélioration.

Résumé. — *Etiologie.*

A. H. Convulsions chez le père dans son enfance. Quelques mouvements choréiques chez la mère à 16 ans.

A. P. Coqueluche à 5 ans, rougeole à 7 ans et fluxion de poitrine à 8. Tempérament nerveux.

Evolution.

1° Chorée latente en 1894 ;

2° Chorée latente en 1895 ;

3° Chorée latente en 1896.

Observation XVIII.

Service du Dr Lannois (hôpital de St-Pôthin).

Pauline C..., 7 ans. — Père 43 ans, très nerveux, buvait 2 litres de vin par jour et quelques petits verres.

Mère nerveuse.

Famille assez nerveuse. Cependant, aucun membre n'a jamais pris de crise. Un frère avait une hémiplégie infantile.

La petite malade est âgée de 7 ans.

Accouchement : présentation de l'épaule ; on employa les fers. Premiers pas à quinze mois.

A. P. Coqueluche, rougeole, scarlatine il y trois ans ; pas de convulsions.

Au mois de février 1903, à la suite d'une frayeur, on constate des mouvements ; elle bougeait au point que sa mère ne pouvait la peigner, elle était devenue irascible, remuait les jambes, les bras, les mains, la tête ; clignement des paupières. Au mois d'avril, on l'envoie à la Charité ; elle sort le 3 juin, après cinq semaines de traitement, complètement guérie.

Arrivée à Sainte-Eugénie, on suspendit tout médicament ; les mouvements reparaissent à nouveau ; donc première récidive.

Elle en sort le 3 septembre, mais n'étant pas complètement guérie ; elle bougeait encore un peu et depuis qu'elle est dans sa famille, les mouvements persistent bien que légers. On la conduit alors à la consultation de Saint-Pothin.

A l'examen. On constate que ses mouvements sont très fugaces, presque uniquement localisés à droite ; quelques rares haussements d'épaule ; léger mouvement de la main.

Rien aux membres inférieurs dans la station debout ; légères secousses quand elle est couchée.

A la face, à peine quelques tiraillements de la commissure labiale droite ; rien aux paupières.

En somme, les mouvements choréiques sont très peu prononcés, la mère a surtout peur de la voir rechuter.

Examen viscéral négatif.

Les réflexes rotuliens sont diminués.

7 octobre 1903. — Le traitement par l'antipyrine ne semble pas avoir réussi, on institue le traitement par l'arsenic.

Février 1904. — L'arsenic avait un peu amélioré la malade, qui conservait néanmoins encore quelques ébauches de mouvements. La mère a supprimé d'elle-même le cacodylate, les mouvements ont réapparu assez marqués. On l'ordonne de nouveau.

Résumé. — *Étiologie.*

Tempérament nerveux de la mère et du père ; alcoolisme de ce dernier.

Chez l'enfant. Coqueluche, rougeole, scarlatine, frayeur.

Évolution. Première atteinte grave durant quatre mois, de février 1903 à juin.

Récidive presque immédiatement après la guérison, durant du mois de juin à septembre.

Chorée latente pendant six mois.

Récidive sous forme moyenne, février 1904.

CONCLUSIONS

1° Les chorées latentes se rencontrent surtout chez les enfants dont les antécédents héréditaires ou personnels sont chargés au point de vue nerveux, rhumatisme, alcoolisme ou tuberculose.

2° Elles se traduisent par des mouvements ébauchés.

3° Elles évoluent de trois façons différentes :

a) Elles se transforment en chorées graves ;

b) Elles succèdent aux chorées graves ;

c) Elles restent latentes pendant toute l'évolution.

4° Au point de vue de leur évolutions, elles sont tenaces.

5° Elles récidivent fréquemment.

6° Elles n'aggravent pas le pronostic vital.

INDEX BIBLIOGRAPHIQUE

Barthès et Sanné. — Traité sur les maladies de l'enfance.

Breton. — Etat mental dans la chorée. Thèse, Paris 1893.

Bruel. — Traitement des chorées et des tics de l'enfance, alitement et isolement, discipline psycho-motrice. Thèse de Paris 1906.

Brissaud et Meige. — Congrès de Madrid 1903. Archives générales de médecine.

Devic et Perret. — De la nature de la chorée infantile. *Province Médicale Lyon* 1890-1891.

Elliotson. — Dictionnaire de médecine 1834.

Guinon Georges. — *Gazette des Hôpitaux* 1887.

Le Gendre. — Nature et traitement de la chorée, revue pratique d'hygiène de l'enfance. Paris 1890.

Lannois. — Nosographie des chorées, 1886.

Leroux. — Traité des maladies de l'enfance de Comby et Grancher.

Libotte. — Cas de chorée de Sydenham. *Journal de Neurologie* 1906.

Nilfilatow. — Traité de diagnostic et séméiologie des maladies de l'enfance.

Oddo. — Etude des réflexes tendineux dans la chorée de Sydenham. *Gazette des Hôpitaux*. Paris 1900.

Triboulet. — Du rôle possible de l'injection dans la pathogénie de la chorée. Thèse de Paris 1893.

Weill. — Traité de médecine infantile.

West. — Traité des maladies de l'enfance.

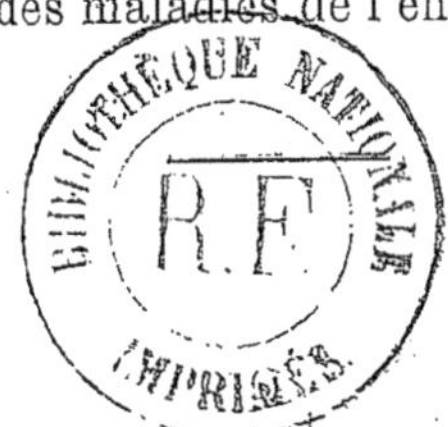

TABLE DES MATIÈRES

www.ingramcontent.com/pod-product-compliance
Ingram Content Group UK Ltd.
Pitfield, Milton Keynes, MK11 3LW, UK
UKHW020323220726
13923UKWH00003B/1339

9 782019 299767